**Didace Mugisha**
**Patrick Karakwende**

# Caracterização do estado de saúde das mulheres e das crianças

**Didace Mugisha**
**Patrick Karakwende**

# Caracterização do estado de saúde das mulheres e das crianças

## Com base nos serviços básicos de saúde

**ScienciaScripts**

**Imprint**
Any brand names and product names mentioned in this book are subject to trademark, brand or patent protection and are trademarks or registered trademarks of their respective holders. The use of brand names, product names, common names, trade names, product descriptions etc. even without a particular marking in this work is in no way to be construed to mean that such names may be regarded as unrestricted in respect of trademark and brand protection legislation and could thus be used by anyone.

Cover image: www.ingimage.com

This book is a translation from the original published under ISBN 978-620-2-05486-7.

Publisher:
Sciencia Scripts
is a trademark of
Dodo Books Indian Ocean Ltd. and OmniScriptum S.R.L publishing group

120 High Road, East Finchley, London, N2 9ED, United Kingdom
Str. Armeneasca 28/1, office 1, Chisinau MD-2012, Republic of Moldova, Europe
Printed at: see last page
**ISBN: 978-620-7-73388-0**

# ÍNDICE DE CONTEÚDOS:

TÓPICO: CARACTERIZAÇÃO DO ESTADO DE SAÚDE DAS MULHERES E DAS CRIANÇAS COM BASE NOS SERVIÇOS BÁSICOS DE SAÚDE ( QUE SERVIÇOS EXISTEM E NÍVEL DE UTILIZAÇÃO E POR QUE RAZÃO NÃO SÃO UTILIZADOS) NO CASO BENGALI OCIDENTAL DE SOUTH TWENTY FOUR PARGANAS **ESTUDO DESCRITIVO**

DEFINIÇÃO DOS TERMOS UTILIZADOS

Serviços básicos de saúde: para efeitos do presente estudo, trata-se de saúde infantil, planeamento familiar, água e saneamento

Saúde infantil: trata-se do acesso a vacinas que previnem doenças, acesso a cuidados de saúde em geral, acesso a alimentos e disponibilidade, acesso a instalações de higiene e saneamento

A saúde das mulheres significa a capacidade de aceder aos cuidados de saúde, o acesso a água potável e a normas mínimas de saneamento e higiene

Nível de utilização: significa a iniciativa das mulheres de utilizar os serviços de saúde disponíveis para si próprias e para os seus filhos

Mostra de imagens Áreas de interesse

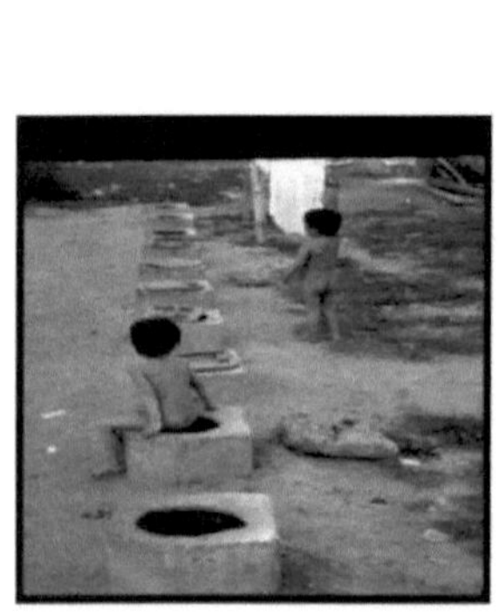

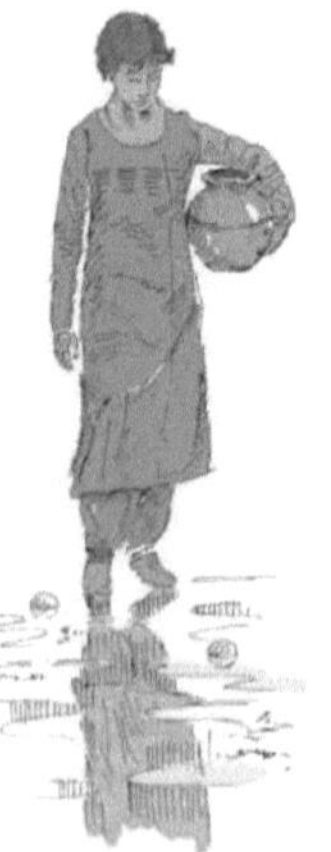

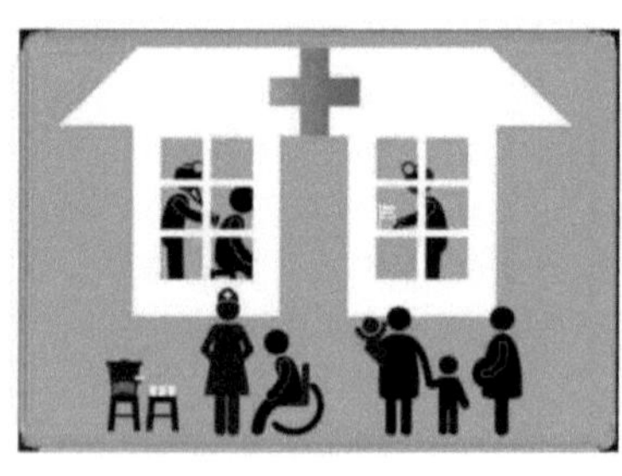

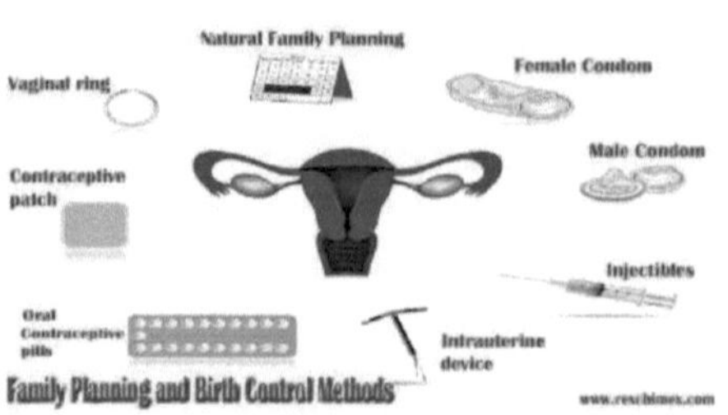


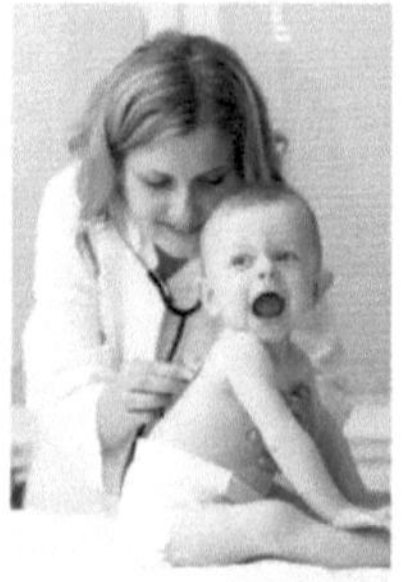

## Resumo

**Antecedentes:**

A saúde pública resulta da saúde adequada das crianças e das mães, não é um fator único que determina esta saúde, é uma combinação de muitos factores determinantes, o planeamento familiar ainda é baixo na Índia e um em cada cinco nascimentos no mundo é indiano, e 50% da população indiana está em idade reprodutiva" a adoção do planeamento familiar é dificultada pela falta de conhecimentos e pelo medo dos efeitos secundários,Na Índia, há vários problemas identificados, como a subnutrição e as crianças que não foram vacinadas, especialmente nas zonas rurais. É importante notar que as crianças de hoje são os cidadãos de amanhã, razão pela qual é extremamente importante assegurar serviços de saúde adequados, bem como uma ingestão nutricional adequada para as crianças. Os casos de baixo peso à nascença são de 22,5%, segundo as estimativas do NFHS, mas o peso à nascença foi registado apenas em 34,1% dos casos de nados-vivos (60% das zonas urbanas e 25% das rurais). Embora este relatório indique esses casos, 75% dos casos nas zonas rurais não são comunicados e é referido que a saúde nas zonas rurais é deficiente, não se ignora, porém, que os números comunicados são diferentes das estimativas reais no terreno nas zonas rurais, os relatórios mostram que a água para utilização e consumo doméstico ainda é partilhada por animais domésticos. Os lençóis freáticos no oeste de Bengala são pouco profundos, havendo o risco de contaminação da água por dejectos humanos. Cerca de 8.00.000 pessoas na Índia ainda vivem da procura manual, transportando fezes em cestos à cabeça. A inexistência de dados importantes a nível distrital é suscetível de afetar a planificação e a ação eficazes, particularmente entre os distritos que requerem uma atenção especial.

**Metodologia:** Este estudo transversal envolveu 260 mulheres com idades compreendidas entre os 16 e os 49 anos em 24 parganas do sul do estado de Bengala Ocidental, na Índia. Os dados foram recolhidos através de um questionário semi-estruturado pré-testado, introduzidos no software Spss versão 16 e analisados. Foram geradas estatísticas descritivas e as variáveis foram testadas para o modelo de correção linear para determinar a significância

**Resultados:** tal como o objetivo principal indica, a maioria (%) dos inquiridos declarou que tencionava recorrer aos serviços de saúde nos seis meses seguintes. A maioria deles não tem seguro de saúde (80,3%), sendo a principal razão o facto de ninguém ter sugerido um seguro de saúde36,23%, 87% estão dispostos a fazê-lo. A maioria dos inquiridos (32,6%) pratica o planeamento familiar, mas a maioria casou-se entre os 16 e os 20 anos (76,5%) e 39,2 afirmam que os métodos contraceptivos têm efeitos secundários na sua saúde. A maioria das crianças é vacinada 69,3% e apreciam a amamentação exclusiva durante seis meses 82.3%.a maioria dos inquiridos referiu que tem latrinas 92% e 51% lava as mãos depois de defecar, o tratamento da água para beber não é feito em 80,77% e a limpeza das casas é feita uma vez por semana41,2%.as doenças comuns notificadas para as crianças estão significativamente associadas a práticas comuns para a saúde das crianças com um valor de p <0,05 e a demografia social também é estatisticamente significativa com a posse de seguro de saúde

**Conclusão**: A saúde pública é o estudo da promoção e do prolongamento da vida das pessoas através de diferentes meios, a boa saúde é um direito humano, a saúde pública é determinada por diferentes factores, quer direta quer indiretamente, a realização da saúde pública é orientada pelas normas de intervenção da Organização Mundial de Saúde.

A saúde infantil, segundo as ideias dos inquiridos, não é má, mas ainda é necessário um esforço de vacinação. O estado de saneamento e higiene da comunidade era inadequado e a comunidade não tinha conhecimentos adequados sobre a lavagem das mãos e a limpeza adequada do seu ambiente. Além disso, as comunidades não têm conhecimentos sobre o tratamento da água potável. As autoridades locais devem adotar medidas rigorosas para garantir a higiene e o saneamento adequados e certificar que as comunidades cumprem as normas recomendadas pela Organização Mundial de Saúde para a saúde. Isto assegurará que a saúde do público seja mantida de forma adequada, o que é o principal objetivo deste estudo.

**Palavras-chave**: Caracterização, serviços de saúde, mães, crianças, existência de serviços básicos de saúde, nível de utilização

# CAPÍTULO 1

ANTECEDENTES DO ESTUDO

1.1 Introdução: Este capítulo cobre a descrição da área de estudo, a literatura sobre as variáveis de interesse que incluem, serviços de cuidados de saúde, saúde infantil, planeamento familiar, água, saneamento e higiene.

## 1.2 ANTECEDENTES DO ESTUDO

O estado de Westbengali tem vários distritos, entre os quais South Twenty Four Parganas, onde o estudo foi efectuado. O distrito tem 5 subdivisões, nomeadamente: (i) Alipore Sadar, (ii) Baruipur, (iii) Canning, (iv) Diamond Harbour e (v) Kakdwip. Destaques do distrito - Censo de 2011, o distrito de South 24 Parganas é composto por 29 blocos de C.D. e 7 cidades estatutárias. O distrito de South 24 Parganas tem a maior "população de castas registadas do Estado". O distrito de South 24 Parganas ocupa a 14.ª posição em termos de população da tribo registada no estado. A densidade populacional (população por quilómetro quadrado) do distrito é de 819 por quilómetro quadrado, o que o coloca em 12º lugar no Estado. No que respeita à proporção de população infantil (0-6 anos), o distrito de South 24 Parganas ocupa o 6.º lugar no Estado (12,6%). A taxa de alfabetização do distrito é de 77,5% (superior à média do Estado de 76,3%), o que lhe confere o 8.º lugar[th] no Estado. População total 9,12,76,115 (Manual, 2011)

A saúde das mulheres e das crianças é fundamental, sendo igualmente importante garantir a igualdade de oportunidades de acesso aos serviços de saúde, à promoção da saúde e à educação, identificando áreas prioritárias e assegurando a melhoria da qualidade dos serviços de saúde. No entanto, para que o acima exposto seja posto em prática, são necessários dados relativos a eles a nível distrital, sem os quais não seria possível realizar um planeamento eficaz, especialmente nos distritos mais afectados.(Dandona & Dandona, 2016), sabe-se que todos os anos na Índia são realizados inquéritos aos agregados familiares, mas não foi feito nenhum para obter estimativas sobre o nível de fertilidade, a saúde infantil, o planeamento familiar, a água, o saneamento e a higiene a nível dos agregados familiares a nível distrital.(Health, 2005)

Os últimos anos mostraram, portanto, que há uma enorme pressa de diferentes áreas para a comunicação atempada das estatísticas distritais para efeitos de tomada de decisões no sector da saúde. A comunicação atempada do nível de alterações nos indicadores de saúde pode ser muito importante para a revisão das políticas no sector da saúde. Compreendendo a necessidade de preparar um perfil de saúde distrital abrangente com base em parâmetros-chave que afectam indireta ou diretamente a saúde das mães e das crianças, este estudo identificou áreas que desempenham um papel importante na saúde das mães e das crianças e, definitivamente, de toda a população. Estas áreas de interesse incluíam a informação demográfica, o acesso aos cuidados de saúde e à sua qualidade, o conhecimento das práticas de cuidados de saúde infantil, o planeamento familiar, a água, o saneamento e a higiene a nível doméstico.

## 1.3 Secção de planeamento familiar

"Um em cada cinco nascimentos no mundo é de um indiano e 50% da população indiana está em idade reprodutiva". A esterilização masculina ainda é baixa, 2%, e o conceito de planeamento familiar deve ser analisado. Ainda existe uma grande necessidade não satisfeita de contraceção na Índia e os esforços para resolver a situação devem ser reforçados. A relevância e a importância do planeamento familiar na Índia têm de ser compreendidas no contexto do rápido crescimento da população e da existência contínua de indicadores sociais, independentemente da economia do país. Prevê-se que a Índia, o segundo país mais populoso do mundo, ultrapasse os 2 mil milhões de habitantes no final do século XXI. De acordo com o Censo da Índia de 2011, a população era de cerca de 1 210 milhões de pessoas, das quais 31% têm menos de 15 anos de idade.

Noutro estudo realizado por Vaidyanathan, 2014, na Índia, verificou-se que o método de contraceção mais preferido, tanto nas zonas urbanas como nas rurais, era o método de contraceção permanente, nomeadamente a esterilização feminina. Este estudo também procurou conhecer a sensibilização para a vasectomia sem bisturi entre os participantes, tendo-se verificado que 65% dos indivíduos estavam sensibilizados. No entanto, a consciencialização era dominante na população urbana. Verificou-se também um nível de consciencialização mais elevado entre os grupos com rendimentos mais elevados e um nível de escolaridade mais elevado. A maioria dos homens concordou francamente que não estava interessada em considerar uma vasectomia no futuro, e os poucos que concordaram também pertenciam maioritariamente à área urbana do estudo. A principal razão para a aceitação foi a limitação do tamanho da família. Poucos dos que tinham conhecimento da vasectomia sem bisturi acreditavam em alguns mitos sobre o procedimento (Vaidyanathan, 2014).

De acordo com este estudo, o conhecimento inadequado e as preocupações com os efeitos secundários foram identificados como os maiores obstáculos à utilização de métodos contraceptivos. Estes factores podem também ser contrários a uma maior continuidade da utilização de contraceptivos. Por exemplo, as mulheres do Bangladesh que desejam atrasar ou evitar a gravidez optam por não praticar a contraceção devido a alguns dos factores acima referidos (Bongaarts & Bruce, 1995; Casterline et al., 2001; Feyistan & Casterline, 1999).

No entanto, Luck et al., 2000, num estudo sobre os serviços de planeamento familiar no Bangladesh, concluíram que há necessidade de aconselhamento para aumentar a procura de métodos contraceptivos, assegurando a ausência de efeitos ou a relevância da utilização dos contraceptivos para as mulheres que os utilizam (cf. Amin et al, 2000; Phillips et al., 1997). Vários estudos transnacionais concluíram também que as preocupações sociais e de saúde são as principais causas da necessidade não satisfeita de contraceção em muitos países (Bongaarts & Bruce, 1995; Casterline & Sinding,2000). Na conclusão deste estudo, o aconselhamento é a forma mais adequada de utilização pelo prestador de cuidados de saúde, fornecendo as informações necessárias às mulheres (Nangendo, 2012).

Luck et al,2000 descobriram que as principais barreiras ao aumento da utilização de contraceptivos na Gâmbia rural são psicológicas. Este estudo também sugere o mesmo, que o aconselhamento adequado é crucial na utilização de métodos contraceptivos, especialmente nas aldeias rurais. No entanto, o desejo de utilização de contraceptivos em África é impulsionado pelo espaçamento da idade dos filhos em vez de controlar o tamanho da família (Nangendo, 2012). Tradicionalmente, a abstinência pós-parto era utilizada para atingir estes objectivos (Caldwell & Caldwell, 2002). Atualmente, as mulheres de algumas regiões da África Subsariana querem um contracetivo que possam controlar por si próprias e que possa ser revertido, evitando assim brigas entre cônjuges ou dissoluções conjugais (Caldwell & Caldwell, 2002; Quénia

### 1.3.1 Tendências da fertilidade na África Ocidental

O inquérito demográfico sobre a saúde na África Ocidental, relacionado com o planeamento familiar, indica que a taxa de fertilidade nos países da África Ocidental ainda é elevada e que o país mais baixo é o Gana (4,1) e a Libéria (4,2); o mais elevado é o Mali (6,6) e o Níger (7,0). Entre os países da África Ocidental, o Mali ocupa o terceiro lugar em relação às preferências de fertilidade elevada (6,0) e o segundo em TFR (6,6). De acordo com o inquérito DHS mais recente no Mali (EDSM 2006), há ligeiras alterações nas preferências de fertilidade, taxas de natalidade ou prevalência de contraceptivos desde o DHS de 2001. Este inquérito mostrou que a prevalência nacional de contraceptivos é de 6,9% entre as mulheres casadas. A transformação que levou as preferências de fecundidade a descer para 3,5 filhos no Gana não se verificou no Mali (Yoder, Gueye, & Konate, 2011).

### 1.4 Secção de saúde infantil

As crianças de hoje são os cidadãos de amanhã, o que explica como assegurar a sua saúde e os serviços de cuidados de saúde adequados, tais como uma nutrição correcta e uma vacinação completa. É reconhecido em todo o mundo que a criança com menos de 3 anos é a mais vulnerável aos ciclos viciosos da subnutrição, da doença/infeção e da incapacidade daí resultante, que influenciam a condição atual de uma criança a nível micro e o futuro desenvolvimento dos recursos humanos da nação a nível macro. Assim, nunca é demais sublinhar a extrema importância dos resultados sobre o estado nutricional e a mortalidade das crianças. A Índia é um dos países onde a taxa de mortalidade infantil é alarmantemente elevada. (Division, Office, & Implementation, 2012)

O problema chamou a atenção dos decisores políticos e dos investigadores durante várias décadas.

Os dados recolhidos e publicados pelo Office of the Registrar General and Census Commissioner, na Índia, mostram que, embora a taxa de mortalidade infantil e das crianças com menos de 5 anos esteja a diminuir ao longo dos anos, há alguns estados onde as taxas de mortalidade são muito elevadas. Isto mostra que, apesar dos progressos registados no sector da saúde nas últimas décadas na Índia, as crianças continuam a perder a vida devido a problemas relacionados com o parto, a cuidados insuficientes aos recém-nascidos e a doenças infantis, embora estes problemas variem entre graves e moderados nos vários Estados da Índia. (Division, Office, & Implementation, 2012)

O Sistema de Registo de Amostras, em 2010, estimou que, do total de óbitos declarados, 14. 5% são óbitos infantis (< 1 ano), 3,9% são óbitos de crianças de 1 a 4 anos, 18,4% são óbitos de crianças de 0 a 4 anos e 2,7% são óbitos de crianças de 5 a 14 anos. A percentagem de mortes de bebés em relação ao total de mortes varia consideravelmente entre os Estados. Desde um nível moderado de 2,8% em Kerala, 5,0% em Tamil Nadu até 21,8% em Rajasthan, 21,2% em Uttar Pradesh, 20,4% em Madhya Pradesh e outros Estados situados entre estes. A percentagem de mortes de crianças com menos de cinco anos em relação ao total de mortes varia entre 3,2% em Kerala, 5,9% em Tamil Nadu e 27,6% em Uttar Pradesh, 26,6% em Rajasthan, 26,4% em Madhya Pradesh, 26,7% em Bihar, enquanto os outros Estados se situam entre estes. Em comparação com o total de mortes de crianças a nível nacional, 15,8% ocorrem em zonas rurais. A percentagem de mortes infantis em relação ao total de mortes é de 24,5% no Rajastão rural e 11,9% na zona urbana, 21,9% no Uttar Pradesh rural e 17,1% nas zonas urbanas, 21,6% no Madhya Pradesh rural e 14,1% na zona urbana. A percentagem de óbitos infantis em relação ao total de óbitos não só é muito inferior noutros Estados, como a diferença entre as zonas rurais e urbanas é também inferior nesses Estados em comparação com os Estados do Rajastão, Uttar Pradesh e Madhya Pradesh. (Division, Office, & Implementation, 2012)

### 1.4.1 Mortalidade infantil

**Um estudo efectuado sobre a** "Taxa de mortalidade infantil define-a como a mortalidade infantil (menos de um ano) por mil nados-vivos". O relatório sobre a certificação médica da causa de morte (2006) da Índia (Gabinete do Conservador Geral da Índia) indica uma série de causas de mortalidade infantil. Entre os bebés, as principais causas de morte são: Certas Condições originadas no Período Perinatal (66,0%), Certas doenças infecciosas e Parasitárias (8,6%), Doenças do Sistema Respiratório (8,3%), Malformações Congénitas , Deformações& Anomalias cromossómicas (3,3%) , Doenças do Sistema Circulatório (2,9%), Outras causas principais (11%).Em 2010, a TMI é relatada como sendo 47 a nível nacional, e varia de 51 em áreas rurais para 31 em áreas urbanas. (Divisão, Gabinete, & Implementação, 2012)

### 1.4.2 Taxas de mortalidade para crianças dos 5 aos 14 anos

A faixa etária dos 5 aos 14 anos é geralmente um período de menor mortalidade do que a faixa etária dos 0 aos 4 anos. De acordo com o "Relatório sobre a Certificação Médica das Causas de Morte 2006", as principais causas de morte no grupo etário dos 5-14 anos são Algumas doenças infecciosas e parasitárias (22,9%), Lesões, envenenamento e algumas outras consequências de causas externas (12,5%), Doenças do sistema nervoso (11,5%), Doenças do sistema circulatório (10,5%), Doenças do sistema respiratório (8,5%) e Outros grupos principais (34,2%) (Divisão, Gabinete e Execução, 2012).

### 1.4.3 Estado nutricional das crianças

O desenvolvimento humano é possível quando há uma nutrição adequada das crianças e, por conseguinte, determinará o futuro. É igualmente importante cuidar das crianças aos seis anos de idade, mas por outro lado é crucial. As crianças com menos de 3 anos são as mais susceptíveis aos ciclos viciosos da subnutrição, das doenças/infecções que podem resultar em deficiências, que influenciam a condição atual de uma criança a nível micro e o futuro desenvolvimento dos recursos humanos da nação a nível macro. A avaliação da realidade no terreno, tal como reflectida nas estatísticas sobre o estado nutricional das crianças, torna-se muito significativa neste contexto. (Division, Office, & Implementation, 2012)

A Índia é um dos países com maior prevalência de malnutrição do que outros países e, além disso, está entre as causas de morte, o que levou os decisores políticos e os investigadores a procurarem a causa principal, concluindo que a malnutrição é causada não só por um fator, mas por uma combinação de factores complexos como a pobreza, o poder de compra e os cuidados de saúde, a ignorância em matéria de nutrição e educação sanitária, o analfabetismo feminino e as convenções sociais. Mas, por outro lado, a prevalência de bebés com baixo peso à nascença relacionada com a malnutrição (menos de 2,5 kg à nascença) é de 22,5%, segundo as estimativas do NFHS 3, mas no NFHS 3 o peso à nascença só foi comunicado em 34,1% dos casos de nados-vivos (60% dos urbanos e 25% dos rurais) (Division, Office, & Implementation, 2012).

## 1.5 Secção de serviços de saúde

### 1.5.1 Comportamento de procura de cuidados de saúde e qualidade dos cuidados

No estudo realizado sobre o comportamento de procura de cuidados de saúde por parte de mulheres com sintomas de infecções do aparelho reprodutor na área de prática de campo urbana, Hubli, Karnataka, mostra-se a duração dos sintomas antes de as mulheres procurarem cuidados de saúde. Verificou-se que a maioria das mulheres, 88 (60,3%), procurou tratamento para a duração dos sintomas de 6 a 12 meses, enquanto 42 (28,8%) mulheres procuraram tratamento para a duração dos sintomas de 1 a 6 meses, 10 (6,8%) mulheres para a duração dos sintomas inferior a um mês e 6 (4,1%) mulheres para a duração dos sintomas superior a 12 meses (n=146).Verificou-se que, entre as mulheres sintomáticas que procuraram tratamento com uma duração de sintomas inferior a um mês

(Karnataka, 2012), este estudo também foi realizado em Hooghly, Bengala Ocidental, por Samanta A et al, 50% das mulheres doentes com IST procuraram tratamento junto de qualquer prestador de cuidados de saúde, 46,3% das mulheres recorreram a instalações governamentais e, num estudo realizado em Carachi, as mulheres consultaram uma variedade de prestadores de cuidados de saúde na sua procura de tratamento, principalmente médicos alopáticos e hakims. Os diferentes tratamentos prescritos às mulheres iam desde medicamentos orais e intra-vaginais a vários remédios caseiros, incluindo a abstenção de alimentos específicos (Karnataka 2012) ,

De acordo com Chakraborty, o estudo efectuado sobre os factores que afectam o comportamento das mães na procura de cuidados de saúde para os seus filhos numa comunidade rural do distrito de Darjeeling, em Bengala Ocidental, entre as 256 mães em estudo (256), a faixa etária variava entre os 17 e os 44 anos, cento e oitenta e duas eram hindus (71,09%), 30 eram muçulmanas (11,72%) e 44 pertenciam a outras religiões (17,19%). As mães pertencentes à casta geral eram 159 (62,11%) e SC/ST/OBC eram 97 (37,89%). Entre os filhos estudados de 256 mães, 142 eram do sexo masculino (55,4%) e 114 do sexo feminino (44,5%). Durante o período do estudo, o número total de crianças com idade inferior a um ano (bebés) foi de 44 (17,2%), das quais 29 eram do sexo masculino e 15 do sexo feminino (Chakraborty & Biswas, 2013). Duzentas e doze (82,8%) crianças tinham entre um e cinco anos de idade, sendo 113 do sexo masculino e 99 do sexo feminino. Os resultados revelaram que 100% dos homens e das mulheres tinham completado a sua cobertura de imunização primária. (Chakraborty & Biswas, 2013) Assim, o comportamento preventivo de procura de cuidados de saúde foi praticado por todas as mães, o que foi um dado positivo. Relativamente ao aspeto curativo do comportamento de procura de cuidados de saúde, entre um total de 142 crianças do sexo masculino, não foi recebido qualquer tratamento em 16,2% dos casos (23 homens). O tratamento no sector público foi recebido por 97 homens (em 68,3% dos casos) e o tratamento no sector privado foi recebido por 22 homens (em 15,5% dos casos). Foram dadas várias respostas; 71,2% das mães em estudo afirmaram que a ignorância, a falta de sensibilização, as crenças culturais fixas, a sociedade dominada pelos homens, a maior preocupação com o bem-estar do filho do sexo masculino, uma vez que este era o futuro ganha-pão da família e a palavra final do chefe de família, eram factores que contribuíam para isso; 62,3% das mães afirmaram que a causa era a insatisfação com os serviços de saúde, juntamente com a falta de responsabilidade e de humanidade dos prestadores de cuidados de saúde. A falta de acessibilidade, disponibilidade e acessibilidade económica dos serviços de saúde prestados também foi uma causa, de acordo com 57,11% das mães.(Chakraborty & Biswas, 2013)

## 1.5.2 Conceitos de qualidade nos cuidados de saúde

"As palavras utilizadas para descrever a qualidade dos cuidados de saúde, e o pensamento que lhes está subjacente, variam entre países, entre partes interessadas e ao longo do tempo. Esta variação reflecte uma mudança na política de cuidados de saúde - por exemplo, dos hospitais para as redes e os cuidados primários - e nas percepções do que constitui a qualidade nos cuidados de saúde. Estas percepções podem ser resumidas como tendo começado com a "garantia da qualidade hospitalar", passando para a "melhoria da qualidade dos cuidados de saúde" e dirigindo-se para a "melhoria da saúde da população". Os instrumentos específicos utilizados para a melhoria da qualidade nos cuidados de saúde dependem das prioridades locais e nacionais, mas alguns conceitos globais são geralmente aplicáveis. Em geral, a melhoria pode visar processos (como o controlo de infecções), sistemas (como os indicadores clínicos) ou estratégias (como a reforma da saúde). Estes conceitos não são, em si mesmos, ferramentas para desenvolver, medir ou melhorar as normas, mas fornecem quadros gerais para a melhoria da qualidade. Muitos deles derivam das indústrias transformadoras e de serviços, cujos valores e métodos foram adaptados aos cuidados de saúde. Não existe uma classificação internacional definitiva destes conceitos e, mesmo quando existem diferenças claras, as palavras são muitas vezes utilizadas indistintamente". Esta secção não tem como objetivo resolver o debate sobre os modelos de qualidade, mas sim delinear os conceitos e destacar descrições mais pormenorizadas. Não foram encontrados estudos sobre o conceito de qualidade dos cuidados de saúde na Índia A Study on Performance of Health Insurance Schemes in India. Durante os últimos 50 anos, a Índia desenvolveu uma vasta infraestrutura de saúde pública com mais de 150 faculdades de medicina, 450 hospitais distritais, 3000 centros de saúde comunitários, 20 000 centros de cuidados de saúde primários e 130 000 sub-centros de saúde (Mavalankar, D. e Bhat, R.2000). Para além disso, existe um grande número de instalações e profissionais de saúde privados e de ONG espalhados por todo o país. (Chakraborty & Biswas, 2013)

### 1.5.3 A necessidade de um seguro de saúde

De acordo com um inquérito da NSSO (National Sample Survey Organization), 40% das pessoas hospitalizadas tiveram de pedir dinheiro emprestado ou vender bens para cobrir as despesas médicas. Uma percentagem significativa da população pode ter sido obrigada a renunciar ao tratamento. Assim, mais do que a doença, é o custo do tratamento que cobra o seu preço. Para se livrar das preocupações com a saúde, o seguro de saúde é a resposta (Chakraborty & Biswas, 2013). Por outro lado, um estudo sobre o conhecimento do seguro de saúde numa população do sul da Índia - um estudo de base comunitária - avaliou o conhecimento dos participantes e indicou que 64% conheciam o seguro de saúde, enquanto 36% não faziam ideia. Num estudo semelhante realizado por Patro et al. noutro estado da Índia, 22,7% da população estudada tinha conhecimento do seguro de saúde. O elevado nível de conhecimento no presente estudo foi atribuído à elevada percentagem de alfabetização dos inquiridos. 34,8% dos inquiridos afirmaram que a família/amigos era a fonte de informação, seguida do jornal (32,35%), da televisão (10,3%) e da rádio (1,9%). Um bom número de inquiridos também tomou conhecimento do seguro através de agentes de seguros (9%), médicos (9%) e da Internet (2,6%) (Chakraborty & Biswas, 2013).

## 1.6 Secção de água, saneamento e higiene

A questão mais urgente que o mundo enfrenta é a água, o saneamento e a higiene e mais de uma dezena de doenças podem ser evitadas através da utilização de água potável, saneamento e higiene acompanhados pela gestão dos recursos hídricos. No entanto, por outro lado, assegurá-los melhorará a qualidade de milhões de pessoas no mundo, o que inclui a gestão da água para reduzir as doenças de origem hídrica, como a malária transmitida por mosquitos, e também tornar os corpos de água uma área de recreação pode salvar vários indivíduos e benefícios económicos directos ou indirectos, desde o nível micro das famílias até à macro-perspetiva das economias nacionais (OMS, 2008).

Em 2015, 5 mil milhões de pessoas utilizaram uma instalação de saneamento melhorada que não era partilhada com os seus agregados familiares, pelo que são classificadas como tendo pelo menos serviços de saneamento básico. Além disso, 600 milhões de pessoas (8% da população) usaram instalações melhoradas mas partilhadas que são classificadas como serviços de saneamento limitados. (Água, 2017)

Globalmente, a utilização de serviços de saneamento básico aumentou mais rapidamente do que a utilização de serviços básicos de água potável, a uma média de 0,63 pontos percentuais por ano entre 2000 e 2015. No entanto, a cobertura é geralmente mais baixa para o saneamento básico do que para a água básica, e nenhuma região dos ODSs está no caminho certo para alcançar o saneamento básico universal até 2030, com a exceção da Austrália e da Nova Zelândia, onde a cobertura já é quase universal. A Figura 20 mostra que 9 em cada 10 países onde mais de 5% da população não tinha saneamento básico em 2015 estão a progredir demasiado devagar para conseguir o saneamento básico universal até 2030, e sugere que num em cada sete países, a utilização do saneamento básico está na realidade a diminuir. É necessário acelerar o progresso nestes países para alcançar a meta 1.4 dos ODS, o acesso universal aos serviços básicos até 2030. (Água, 2017)

### 1.6.1 Tipos de saneamento melhorado

As instalações sanitárias melhoradas são "as concebidas para separar higienicamente os excrementos do contacto humano". Estas incluem tecnologias de saneamento húmido (sanitas com autoclismo e com descarga ligadas a esgotos, fossas sépticas ou latrinas de fossa) e tecnologias de saneamento seco (latrinas de fossa melhoradas ventiladas; latrinas de fossa com lajes; ou sanitas de compostagem). As instalações melhoradas partilhadas com outros agregados familiares foram anteriormente comunicadas separadamente e não contavam para a meta dos ODM. A população que utiliza instalações melhoradas que são partilhadas com outros agregados familiares será agora designada por limitada em vez de partilhada (Water, 2017)

. As instalações melhoradas que não são partilhadas contam como serviços básicos ou geridos com segurança, dependendo da forma como os excrementos são geridos. As instalações de saneamento melhoradas podem ser ligadas a redes de esgotos ou a instalações de armazenamento e tratamento no local, como fossas sépticas ou latrinas. (Água, 2017)

Com o foco dos ODS na gestão segura dos excrementos, é útil distinguir entre instalações de saneamento com e sem esgotos, uma vez que exigem diferentes formas de gestão dos excrementos. Globalmente, as instalações de saneamento melhoradas (incluindo instalações partilhadas) estão divididas uniformemente entre ligações de esgoto e sistemas no local, com 2,8 mil milhões de pessoas (38%) a utilizar ligações de esgoto e outros 2,8 mil milhões a utilizar fossas sépticas, latrinas ou outro sistema melhorado no local (Water, 2017)

## 1.6.2 Instalações de higiene básica

Existe uma ligação direta entre a higiene e a saúde pública, que não foi registada nos objectivos de desenvolvimento do milénio nem nos indicadores. A ligação clara com os objectivos de desenvolvimento sustentável representa a necessidade fundamental de higiene e saneamento. A higiene não é um fator único, mas engloba vários comportamentos como a lavagem das mãos, a higiene menstrual e a higiene alimentar. Foi reorganizado por consultas internacionais entre profissionais do sector WASH que identificaram a lavagem das mãos com água e sabão como uma prioridade máxima em todos os contextos e também como um indicador adequado para a monitorização nacional e global. O objetivo de desenvolvimento sustentável indica a necessidade de lavar as mãos com sabão em casa. As instalações de lavagem das mãos podem incluir um lavatório com água da torneira, mas também podem incluir outros dispositivos que contenham, transportem ou regulem o fluxo de água. Os baldes com torneiras, as torneiras basculantes e as bacias portáteis são exemplos de instalações para lavar as mãos. O sabão em barra, o sabão líquido, o detergente em pó e a água com sabão são considerados como sabão para efeitos de controlo. (Water, 2017) é mencionado que as pessoas que vivem nas suas casas com as instalações mencionadas são consideradas como tendo instalações básicas. (Há outras pessoas que usam terra, cinzas e areia para limpar as mãos, o que é considerado como lavagem limitada das mãos. A observação dos materiais de lavagem das mãos pelos inquiridores representa um indicador mais fiável do comportamento de lavagem das mãos do que perguntar aos indivíduos se lavam as mãos. (Água, 2017)

Este tipo de informação não está disponível na maioria dos países de rendimento elevado, onde se presume que o acesso a instalações básicas de lavagem das mãos é quase universal. Neste relatório de 2017, estão disponíveis dados sobre a lavagem das mãos para 70 países, quase metade dos quais na África Subsariana. Não estão disponíveis dados sobre instalações de lavagem das mãos para a Oceânia. (Water, 2017)

Uma vez que a disponibilidade de instalações para a lavagem das mãos é considerada um nível básico de serviço, as estimativas regionais e globais só podem ser efectuadas quando os dados estiverem disponíveis para pelo menos metade da população. As estimativas podem ser efectuadas para duas regiões dos ODS, bem como para os Pequenos Estados Insulares em Desenvolvimento (PEID), os Países Menos Avançados (PMA) e os Países em Desenvolvimento sem Litoral (PMA).

A disponibilidade de instalações para lavagem das mãos é maior nas zonas urbanas do que nas zonas rurais em cada uma destas regiões. (Água, 2017)

O gabinete do primeiro-ministro da Índia, em 2014, iniciou um programa para eliminar a defecação ao ar livre até 2019, que mobilizou quase 25 mil milhões de dólares do Governo, do sector privado e da sociedade civil. Este programa rural promove casas de banho de descarga dupla, concebidas para conter os resíduos in situ até serem seguros para manuseamento. De acordo com a SBM, mais de 205 000 aldeias, 149 distritos e cinco Estados declararam estar livres de defecação ao ar livre (ODF). O Governo prevê que, desde o início da Missão, em 2014, a cobertura de latrinas nas zonas rurais da Índia tenha aumentado de 42% para 65%, e que o número de indianos rurais que defecam ao ar livre tenha diminuído de 550 para 330 milhões de pessoas até junho de 2017. O Inquérito Nacional Anual sobre Saneamento Rural (NARSS) produzirá dados actualizados sobre os progressos realizados no sentido da eliminação da defecação a céu aberto e atribuirá recompensas às zonas que tenham atingido os objectivos (Water, 2017). Até 2030, os objectivos de desenvolvimento sustentável visam o acesso universal não só nas habitações, mas também nas escolas e nas instalações de cuidados de saúde

. As revisões paisagísticas iniciais de WASH nas escolas e nas instalações de cuidados de saúde de 2015 reconheceram conjuntos de dados para pelo menos 149 e 54 países, por esta ordem, e indicaram deficiências severas na cobertura de água e saneamento, e disponibilidade de instalações de lavagem das mãos com água e sabão. (Água, 2017).

O estudo realizado sobre Saneamento doméstico e práticas de higiene pessoal estão associados ao atraso de crescimento das crianças na Índia rural: uma análise transversal de inquéritos, A prevalência de atraso de crescimento variou entre 25% e 50% nos três estudos. Em comparação com a defecação ao ar livre, o acesso do agregado familiar a instalações sanitárias foi associado a uma redução de 16-39% das probabilidades de atraso de crescimento entre as crianças com idades compreendidas entre os 0 e os 23 meses, após ajustamento para todos os potenciais factores de confusão. O acesso do agregado familiar a um abastecimento de água melhorado ou a água canalizada não foi, por si só, associado ao atraso de crescimento. As práticas de lavagem das mãos com sabão antes das refeições, registadas pelo próprio prestador de cuidados, foram inversamente associadas ao atraso de crescimento das crianças. No entanto, a associação inversa entre as práticas de higiene pessoal relatadas e o atraso no crescimento foi mais forte entre os agregados familiares com acesso a instalações sanitárias ou água canalizada (todos os termos de interação, p<0,05).(Rah et al., 2015)

A água e o saneamento são elementos-chave no domínio do desenvolvimento. A falta de água é atualmente reconhecida como um dos maiores problemas do mundo. Tal como foi referido num recente Fórum Global WASH (Água, Saneamento e Higiene para Todos) em Dakar, Senegal, as pessoas estão muito mais preocupadas com o que sai da boca do que de outros orifícios do corpo. A tecnologia utilizada para nos livrarmos dos nossos resíduos corporais manteve-se inalterada, mais ou menos, durante três séculos. "O Conselho de Colaboração para o Abastecimento de Água e o Saneamento (WSSCC), uma organização com várias partes interessadas sob a égide da Organização Mundial de Saúde em Genebra, tem tentado, quase sozinho, colocar o saneamento e a higiene na agenda internacional". Conseguiu incluir o saneamento como um dos Objectivos de Desenvolvimento do Milénio (ODM) da ONU, na Cimeira Mundial sobre Desenvolvimento Sustentável de 2002, em Joanesburgo. Os países comprometeram-se agora a reduzir para metade o número de pessoas sem acesso a saneamento no mundo, uns espantosos 2,5 mil milhões, até 2015 (Rah et al., 2015)

### 1.6.3 Natureza e âmbito do saneamento rural na Índia

Até à data, tem sido um desafio fornecer melhores instalações de saneamento na Índia, no entanto, após o estabelecimento do objetivo de desenvolvimento do milénio, tornou-se agora uma questão fundamental em termos de fornecimento de instalações de saúde e de sensibilização das pessoas através da mudança de comportamentos. Factores sociais como o elevado nível de pobreza tornaram a situação mais complexa. A pobreza humana, a falta de capacidades básicas para participar nas actividades normais das comunidades é provocada pela falta de saneamento. Para os habitantes dos bairros de lata urbanos e para a população rural, viver em áreas cercadas por dejectos humanos e lixo está a tornar-se comum. (Grottola, 2014)

Cerca de 8 milhões de pessoas na Índia ainda vivem da procura física, transportando fezes em cestos à cabeça, um meio de subsistência que lhes impede a entrada na sociedade normal. Nestas tristes condições, as pessoas ficam angustiadas devido à falta de serviços e comodidades de saneamento básico. A falta de sensibilização é a principal causa deste problema. Os problemas de saneamento nas zonas rurais e urbanas são diferentes e os desafios também variam (Grottola, 2014)

Diz-se que o mundo não conseguirá atingir o objetivo de saneamento esperado por mais de 500 milhões de pessoas. Um número esmagador de mil milhões de pessoas (15% da população mundial) continua sem acesso a casas de banho, latrinas ou qualquer outra forma de saneamento e não tem outra opção senão defecar ao ar livre, o que resulta em elevados níveis de contaminação ambiental e exposição aos riscos de infecções microbianas, doenças diarreicas (incluindo a cólera), tracoma, esquistossomose e hepatite. Registaram-se progressos encorajadores: 1,9 mil milhões de pessoas tiveram acesso a instalações de saneamento melhoradas entre 1990 e 2011. A tendência continuada de crescimento da população e a rápida urbanização agravam ainda mais a deterioração das infraestruturas de água e saneamento (GLAAS, 2012).

Estes agregados globais ocultam grandes disparidades entre nações e regiões, ricos e pobres, entre populações rurais e urbanas, bem como entre grupos desfavorecidos e a população em geral (Programme & Unw-dpac, 2014).

## 1.7 SIGNIFICADO DO ESTUDO/ JUSTIFICAÇÃO

Este estudo foi efectuado com o objetivo de fornecer dados estatísticos sobre parâmetros de saúde ao distrito e a todo o país para fins de intervenção

Espera-se que os resultados deste estudo sirvam de evidência no terreno para a tomada de decisões, tanto por parte da organização de caridade como do governo de Bengala Ocidental, sobre os parâmetros de

-Os resultados do estudo servirão como fonte de conhecimento para outros investigadores, uma vez que fornecem o quadro e a metodologia para o sucesso

-Os resultados deste estudo serão publicados, informando assim o mundo sobre a situação existente e, consequentemente, sobre as intervenções

-Os resultados deste estudo serão a fonte de financiamento de várias intervenções identificadas como lacunas nesta área específica de interesse

-Este estudo fornecerá as recomendações que orientarão a tomada de decisões pelo governo local, central e individual

## 1.8 OBJECTIVO PRINCIPAL DO ESTUDO

Gerar os dados estatísticos sobre o nível de utilização dos serviços de saúde disponíveis e os motivos pelos quais não são utilizados para fins de educação

### 1.8.1 Objectivos específicos

✓ Avaliar os serviços de saúde disponíveis e os comportamentos de procura de saúde das mães

✓ Medir o nível de conhecimentos e práticas das mães relativamente à saúde infantil

✓ Compreender o nível de utilização do planeamento familiar como chave para a saúde da mãe e o nível de fertilidade

✓ Determinar os níveis de qualidade da água, higiene e saneamento na comunidade como indicador primário de saúde geral.

✓ Determinar as características sócio-demográficas das mulheres

### 1.8.2 Questões de investigação

1 Qual é o comportamento de procura de cuidados de saúde por parte das mães?

2 Qual é o nível de conhecimentos das mães sobre os cuidados de saúde a prestar aos seus filhos?

3  Qual é o nível de utilização do planeamento familiar e por que razão não é utilizado?

4  Quais são os serviços sanitários disponíveis a nível comunitário?

5  .quais são as características sócio-demográficas das mulheres em south 24 parganas?

# CAPÍTULO 2

METODOLOGIA

2.1  Conceção do estudo: estudo transversal-descritivo que envolveu dados quantitativos sobre serviços de saúde, planeamento familiar, saúde infantil, água, saneamento e higiene, bem como características sócio-demográficas

2.2  População-alvo: este estudo envolveu mães de South Twenty Four Parganas em todos os grampachites

2.3  Tamanho e seleção da amostra: a seleção da amostra foi feita aleatoriamente em todas as grampachites, tendo sido seleccionados quatro a seis gramas, dependendo do tamanho da grampachite, o que levou a que fossem seleccionadas 260 mulheres para este estudo. Foi feita uma recolha sistemática de dados em conjunto com os agentes comunitários de saúde, tendo sido selecionada uma quinta família para o inquérito até se obter o número necessário

2.4  Instrumentos de recolha de dados: foi elaborado um questionário bem concebido em inglês e depois traduzido para a língua bengali para compreensão dos inquiridos. O questionário foi pré-testado em 30 famílias para garantir a coerência do questionário e evitar erros, bem como para fins de gestão do tempo, e estas famílias não foram envolvidas na recolha geral de dados

2.5  Método de recolha de dados: Os dados foram recolhidos por agentes comunitários de saúde formados, através da administração de questionários aos que sabem ler e escrever, enquanto que, para os que não sabem, o questionário foi preenchido pelo agente de saúde em consulta/entrevista com os inquiridos

2.6  Análise dos dados: os dados foram recolhidos e introduzidos no computador, tendo sido efectuada a estatística descritiva, que mostra as percentagens das variáveis pretendidas e foi apresentada através de quadros, tabelas e gráficos. A análise de regressão foi efectuada para medir as associações das variáveis utilizando o modelo linear

2.7  Considerações éticas: os dados foram recolhidos em consulta com a organização sabujsangha que financiou este estudo e, antes da recolha de dados, o objetivo do estudo foi explicado aos participantes e foi garantida a confidencialidade, o envolvimento dos inquiridos não era obrigatório em nenhum momento, tendo-lhes sido dito que podiam interromper o seu envolvimento se fosse necessário.

2.8  Limitações do estudo: este estudo foi limitado a um distrito, o que pode não ser suficiente para generalizar a saúde da Índia e, mais uma vez, não há opiniões de homens sobre a questão da saúde

# CAPÍTULO 3

## RESULTADOS DO ESTUDO

Este capítulo de resultados descreve as variáveis de interesse, que o investigador focou objetivamente para retratar a situação geral de saúde da comunidade, mas em particular, das mães e das crianças. Todos os 260 inquiridos seleccionados participaram no estudo. A maioria era da zona rural 260 (100%) e casada 246 (96,4%). 40% dos inquiridos tinham idades compreendidas entre os 16 e os 20 anos, 104 (46%) eram analfabetos, 97 (37%) não tinham qualquer ocupação e a maioria ganhava menos de 5000 rupias83 (31,9%) (Quadro 1).

**Quadro 1: Características sócio-demográficas dos inquiridos**

| Variables | | Frequence N=260 | Percent(%) |
|---|---|---|---|
| Age of respondent | 16-20 | 104 | 40.0 |
| | 20-24 | 68 | 26.2 |
| | 24-28 | 7 | 2.7 |
| | 28-32 | 25 | 9.6 |
| | 32-36 | 31 | 11.9 |
| | 36-40 | 16 | 6.2 |
| | 40+ | 9 | 3.5 |
| | | | |
| Marital status | Never married | 4 | 1.5 |
| | Married | 246 | 94.6 |
| | Separated | 6 | 2.3 |
| | Widowered | 4 | 1.5 |
| | | | |
| Education of respondents | Illitrate | 120 | 46.2 |
| | Primary | 74 | 28.5 |
| | Secondary | 43 | 16.5 |
| | High secondry | 20 | 7.7 |
| | Vocational | 3 | 1.2 |
| | | | |

| Occupation of respondent | No occupation | 97 | 37.3 |
|---|---|---|---|
| | Agriculturalist | 19 | 7.3 |
| | Daily laborer | 21 | 8.1 |
| | House wife | 110 | 42.3 |
| | Nutritional teacher | 6 | 2.3 |
| | self employed | 7 | 2.7 |
| | | | |
| Income of respondent per year | Less than 5000RS | 83 | 31.9 |
| | 5000-10000 | 43 | 16.5 |
| | 10000-50000 | 9 | 3.5 |
| | no income | 125 | 48.1 |

## 3.1 Secção de serviços de saúde

Nesta secção, foram colocadas questões sobre a frequência dos serviços de cuidados de saúde que os inquiridos procuraram nos últimos seis meses, a taxa de qualidade dos cuidados de saúde, a confiança dos inquiridos em relação aos cuidados prestados quando estão doentes e, se não estiverem confiantes, as razões, o investigador também perguntou aos inquiridos se têm seguro de saúde e, se não, porquê e a sua vontade de o adquirir.

A maioria dos inquiridos referiu que tinha problemas de saúde física 45(17,3%) e que a qualidade dos cuidados de saúde a maioria dos inquiridos não era capaz de determinar 101(38,8%) e a maioria 136(52,3%) estava de alguma forma confiante em relação à confiança dos cuidados de saúde prestados quando adoece e alegou que a distância entre a unidade de saúde e a sua casa é a principal razão pela qual não está confiante 86(33,1%) e, finalmente, meios de transporte inadequados é a principal razão pela qual não tem acesso aos cuidados de saúde66(25,4%).

**Quadro 2: Resultados resumidos dos serviços de saúde**

| Variables | categories | Frequency(N=260) | percentage% |
|---|---|---|---|
| Health issues | No issues | 36 | 13.8 |
| | Physical | 45 | 17.3 |
| | Did not go to doctor | 44 | 16.9 |
| | Domestic violence | 6 | 2.3 |
| | Other rare diseases | 35 | 13.5 |
| | Respiratory | 34 | 13.1 |
| | Digestive | 23 | 8.8 |
| | Skin diseases | 37 | 14.2 |
| | Total | 260 | 100.0 |
| | | | |
| | Good | 33 | 12.7 |
| | Very good | 16 | 6.2 |
| **Quality of health care given to respondent** | Mixed | 90 | 34.6 |
| | I do not know | 101 | 38.8 |
| | Use quack doctors | 20 | 7.7 |
| | Total | 260 | 100.0 |
| | | | |
| | Not at all | 20 | 7.7 |
| **Respondents Confidence to be treated** | Some how confident | 136 | 52.3 |
| | Very confident | 24 | 9.2 |
| | I do not know | 80 | 30.8 |
| | Total | 260 | 100.0 |

|  |  |  |  |
|---|---|---|---|
| **If not confident why** | Cost of care is high | 30 | 11.5 |
|  | Distance to health care | 86 | 33.1 |
|  | No near good health facility | 55 | 21.2 |
|  | Total | 171 | 65.8 |
| Total |  | 260 | 100.0 |
| **Barriers to access health care** | Inadequate transport means | 66 | 25.4 |
|  | Difficulties of contacts | 46 | 17.7 |
|  | Cost of health care | 53 | 20.4 |
|  | Disclosure of health by health provider | 57 | 21.9 |
|  | No better treatment | 38 | 14.6 |
|  | Total | 260 | 100.0 |

## 3.2  Seguro de saúde

O seguro de saúde é muito fundamental no que diz respeito aos cuidados de saúde. Os inquiridos foram convidados a responder sim e não, respetivamente. A maioria dos inquiridos, 80,38%, não tem seguro de saúde e apenas 19,62% afirmam tê-lo.

Gráfico de barras 1: utilização do seguro de doença

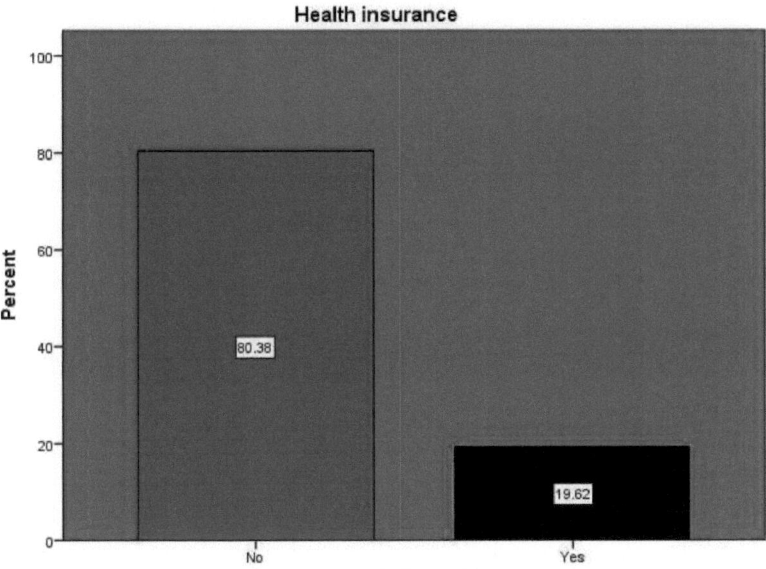


A disponibilidade para adquirir um seguro de saúde visa-vi tipo de seguro, a maioria 87,8% não tem seguro, mas está disposta a adquirir 17(9%) seguros de saúde comunitários e 3,2% concorda em adquirir um seguro de saúde privado

Gráfico de barras 2: Razões pelas quais os inquiridos não utilizam um seguro de saúde

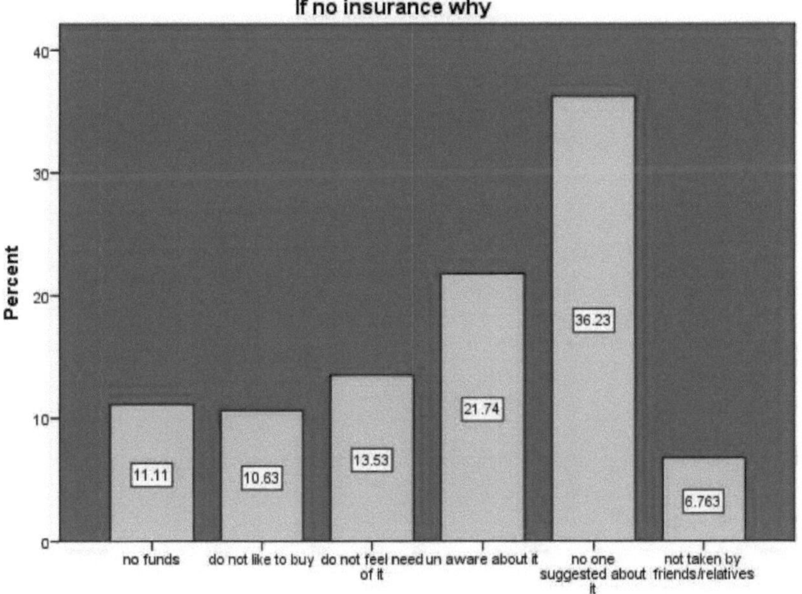

**Quadro 3: Vontade de subscrever um seguro de saúde de acordo com o tipo**

| | | No health insurance | | Community health insurance | | Private insurance | | columTotal | |
|---|---|---|---|---|---|---|---|---|---|
| Willing to purchase health insurance | Yes I gree | 166 | 87.8% | 17 | 9.0% | 6 | 3.2% | 189 | 100.0% |
| | I will think about it | 15 | 100.0% | 0 | 0.0% | 0 | 0.0% | 15 | 100.0% |
| | Not interested | 0 | 0.0% | 0 | 0.0% | 8 | 100.0% | 8 | 100.0% |
| | Buy if certain condition occurs | 27 | 87.1% | 0 | 0.0% | 4 | 12.9% | 31 | 100.0% |
| | RowTotal | 208 | 85.6% | 17 | 7.0% | 18 | 7.4% | 243 | 100.0% |

## 3.3 Secção de planeamento familiar

Esta secção foi considerada importante no que diz respeito à saúde das mães. Nela são colocadas questões sobre a idade do casamento, o número de filhos dos inquiridos, o espaçamento entre as idades dos filhos, as opiniões dos inquiridos sobre os métodos contraceptivos, a utilização de métodos de planeamento familiar e, caso não o façam, são incluídas nesta secção algumas razões.

A maioria dos inquiridos, 199 (76,5), casou-se com idades compreendidas entre os 16 e os 20 anos, um grande número de 129 (49,6%) dos inquiridos afirma que o intervalo entre um filho e outro é superior a dois anos e, dos 260 inquiridos, 102 (39,2%) afirmam que os contraceptivos têm efeitos secundários.

**Quadro 4: resumo dos dados sobre a idade do casamento, o espaçamento entre os filhos e as opiniões sobre os métodos contraceptivos**

| Variables | | Frequency N=260 | Percent (%) |
|---|---|---|---|
| Age of respondents at marriage | | | |
| Age at marriage | 14-16 | 7 | 2.7 |
| | 16-20 | 199 | 76.5 |
| | 20-24 | 39 | 15.0 |
| | 24-28 | 15 | 5.8 |
| | Total | 260 | 100.0 |

| Ideal age space between children | | | |
| --- | --- | --- | --- |
| Child spacing | 0-one year | 14 | 5.4 |
| | 1year-2years | 111 | 42.7 |
| | more than two years | 129 | 49.6 |
| | am pregnant | 6 | 2.3 |
| | Total | 260 | 100.0 |
| Views on contraceptives as family planning methods | | | |
| Views on contraceptives | Never used | 19 | 7.3 |
| | I have used contraceptives with out problem | 13 | 5.0 |
| | I have used contraceptives irrespective of effects | 95 | 36.5 |
| | It has side effects | 102 | 39.2 |
| | It is against nature | 31 | 11.9 |
| | Total | 260 | 100.0 |

Sendo o planeamento familiar uma variável importante neste estudo, o investigador quis saber qual o método comum utilizado pelos inquiridos, 32,69% utilizam pílulas e uma pequena percentagem de 2,7% utilizam UDI (gráfico de barras) e as razões pelas quais estes participantes não recorreram a um seguro de saúde, a maioria de 36,23% afirma nunca ter sido sugerido, a associação entre a utilização de métodos de planeamento familiar e a demografia social dos inquiridos foi estatisticamente significativa (p<0,05) (gráfico de barras 3 e tabela 5)

Gráfico de barras 3: Utilização de métodos de planeamento familiar

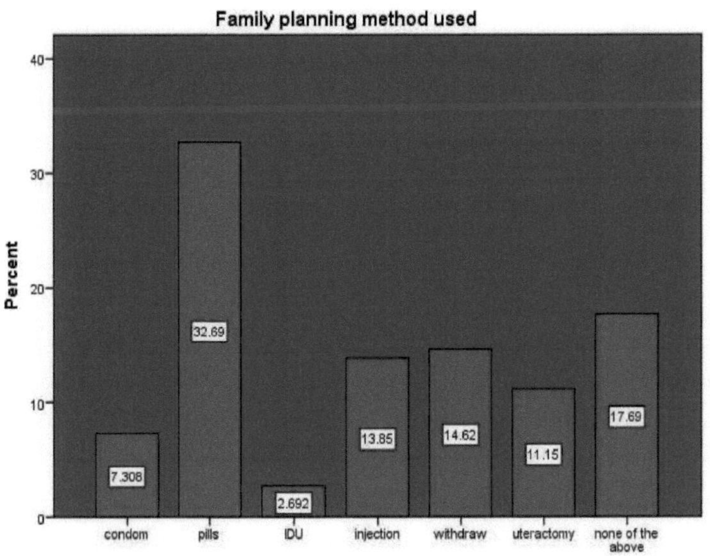

Quadro 5: Associação dos métodos de planeamento familiar com a demografia social

| Variables | | Frequency N=260 | Percent (%) | *p-value* |
|---|---|---|---|---|
| Age at marriage | 14-16 | 7 | 2.7 | |
| | 16-20 | 199 | 76.5 | |
| | 20-24 | 39 | 15 | |
| | 24-28 | 15 | 5.8 | |
| | Total | 260 | 100 | 0.232 |
| Education of respondents | Illiterate | 120 | 46.2 | |
| | Primary | 74 | 28.5 | |
| | Secondary | 43 | 16.5 | |
| | High secondary | 20 | 7.7 | |
| | Vocational | 3 | 1.2 | 0.045 |
| Income of respondent per year | Less than 5000RS | 83 | 31.9 | |
| | 5000-10000 | 43 | 16.5 | |
| | 10000-50000 | 9 | 3.5 | |
| | no income | 125 | 48.1 | 0.002 |

## 3.4 Secção de saúde infantil

Esta secção inclui questões relativas à saúde da criança e capta variáveis fundamentais. Estas variáveis incluem o número de crianças numa família, que desempenha um papel no estado geral de saúde, a frequência da amamentação de um bebé, a avaliação do conhecimento das mães sobre a qualidade da amamentação exclusiva de um bebé, a dificuldade de amamentar um bebé, a idade em que um bebé começa a comer alimentos, as doenças comuns de que a criança sofre, o estado de vacinação e, se não for vacinada, porquê.

Estas variáveis foram assumidas como fundamentais para a saúde infantil e o quadro 6 resume os resultados.

De todos os inquiridos, 150 (57%) têm dois filhos e 82% afirmam que a amamentação exclusiva é boa na escala não é boa, boa, muito boa e não sei, os inquiridos que disseram muito boa e boa foram categorizados como conhecedores e os que disseram não sei ou não é boa foram considerados como não conhecedores. 90A maioria dos inquiridos (70,8%) respondeu que amamenta os seus filhos quando quer. Quanto à altura em que começam a amamentar os seus filhos, a maioria dos inquiridos (116, 44,6%) amamenta os rapazes aos seis meses e as raparigas aos sete meses.A investigadora estava muito interessada em saber se os inquiridos vacinavam os seus filhos e, se não vacinavam, porquê, a grande percentagem de 69,23% indicava que os seus filhos tinham tomado todas as vacinas necessárias e as principais razões pelas quais algumas crianças não eram vacinadas era não terem vontade de vacinar uma criança, o que alegava ser elevado para 87,04% dos inquiridos. A associação entre as doenças infantis e a idade do bebé, a alimentação e a vacinação foi estatisticamente significativa (p<0,05) (tabela 6 e tabela 7, gráfico 1).

**Quadro 6: resume os dados sobre as variáveis de interesse para a saúde infantil**

| Variables | Categories | Frequency | Percent |
|---|---|---|---|
| **Number of children** | No children | 45 | 17.3 |
| | One | 34 | 13.1 |
| | Two | 150 | 57.7 |
| | Three and above | 31 | 11.9 |
| | Total | 260 | 100 |
| | | 5 | 1.9 |
| **How good is breastfeed a baby exclusively** | Not good | | |
| | Good | 214 | 82.3 |
| | Very good | 19 | 7.3 |
| | I do not know | 22 | 8.5 |
| | Total | 260 | 100 |
| **Difficult to breast feed** | Not difficult | 236 | 90.8 |
| | Difficult | 24 | 9.2 |
| | Total | 260 | 100 |
| **Breast feeding** | When ever a baby needs | 184 | 70.8 |
| | I do not know | 5 | 1.9 |
| | Total | 189 | 72.7 |
| **Missing** | System | 71 | 27.3 |
| **Total** | | 260 | 100 |
| **Age a baby starts eat foods** | At six months | 12 | 4.6 |
| | I do not know | 11 | 4.2 |

| | | | |
|---|---|---|---|
| | Boys at six months | 95 | 36.5 |
| | Girls at seven months | 26 | 10 |
| | Six for boys and seven months for girls | 116 | 44.6 |
| | **Total** | **260** | **100** |
| **Common diseases** | Coughs and fever | 81 | 31.2 |
| | Digestive | 19 | 7.3 |
| | Skin diseases | 60 | 23.1 |
| | Headache | 19 | 7.3 |
| | Cough, fever and skin itch | 41 | 15.8 |
| | Rare diseases | 19 | 7.3 |
| | no diseases | 16 | 6.2 |
| | Total | 255 | 98.1 |
| **Missing** | System | 5 | 1.9 |
| **Total** | | **260** | **100** |

Gráfico circular 1: estado de vacinação das crianças

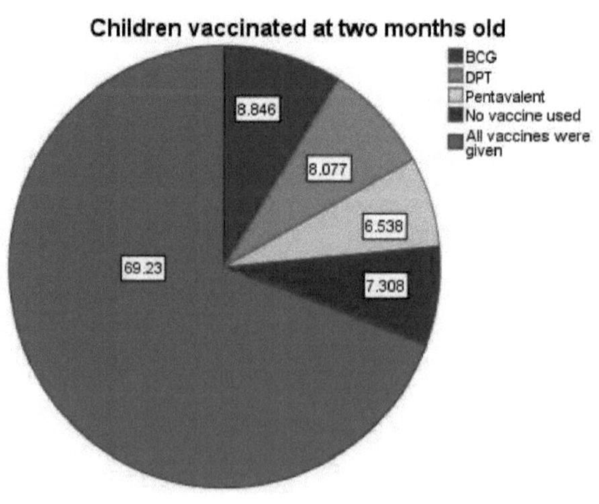

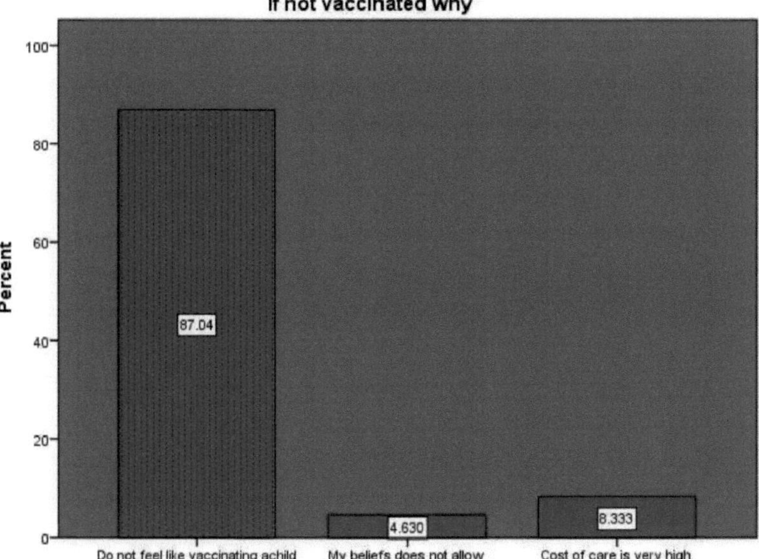


**Quadro 7: Associação entre as doenças comuns das crianças e o estatuto vacinal, a idade do bebé, o aleitamento materno e os alimentos ingeridos**

| Variables | Categories | Frequency | Percent(%) | *p-value* |
|---|---|---|---|---|
| **breastfeed a baby exclusively** | Not good | | | 0.000 |
| | Good | 214 | 82.3 | |
| | Very good | 19 | 7.3 | |
| | I do not know | 22 | 8.5 | |
| **Age a baby starts eat foods** | At six months | 12 | 4.6 | 0.001 |
| | I do not know | 11 | 4.2 | |
| | Boys at six months | 95 | 36.5 | |
| | Girls at seven months | 26 | 10 | |
| **Children vaccination** | BCG | 23 | 8.7 | 0.033 |
| | DPT | 21 | 8.0 | |
| | Pentavalent | 17 | 6.4 | |
| | No vaccine used | 19 | 7.2 | |
| | All vaccines were given | 180 | 68.2 | |

## 3.5 Secção de água, saneamento e higiene

Esta secção foi incluída nesta investigação dirigida a mulheres e crianças porque tem efeitos transversais, abrangendo questões sobre fontes de água potável, distância necessária para chegar à fonte de água, qualidade da água, se é boa ou má, tratamento da água potável para libertar microrganismos causadores de doenças, frequência de disponibilidade de água potável, fontes de água para lavar utensílios em casa, conhecimentos sobre lavagem das mãos, A área de defecação das crianças, os desinfectantes para lavar as mãos depois de defecar, o tipo de sanita que utilizam, a distância entre a latrina e a cozinha para efeitos de contaminação dos alimentos, o número de chefes de família que vivem nessa casa, o número de salas de estar na casa, para se poder conhecer o nível de transmissão de doenças, e a frequência da limpeza da casa, para se poder medir os factores que facilitam o crescimento de microrganismos causadores de doenças. Todos os inquiridos 260 (85,5%) consideram que a principal fonte de água é o poço público, e o tempo que demora é entre 25-20 minutos, a disponibilidade é a algumas horas do dia e 55% dizem que a qualidade da água é boa, enquanto que a fonte de água para lavar os utensílios 87,3% usam lagos domésticos à volta das suas casas. Na questão relativa à lavagem das mãos, um total de 57 (21,9) inquiridos lava as mãos durante o banho. A kathalatrina é uma latrina tradicional habitualmente utilizada pelas comunidades: 44,2% utilizam este tipo de latrina e 51% não utilizam qualquer desinfetante para lavar as mãos, utilizando apenas água. 73,3% afirmam que a sua casa de banho fica a 0-3 metros da cozinha. 107 A maioria dos inquiridos tem latrinas em casa (92,3%) e, infelizmente, 80,7% não tratam a água de beber. A fonte de água, a utilização de desinfectantes e o tratamento da água de beber são estatisticamente significativos (p<0,05) (Quadro 8 e gráfico de barras).

A Tabela 8 resume as variáveis estudadas

| Variables | Categories | Frequency | Percent |
|---|---|---|---|
| **source of drinking water** | Public tap | 37 | 14.2 |
| | Public tube well | 223 | 85.8 |
| | Total | 260 | 100.0 |
| **Time it takes** | Below15 minutes | 39 | 15.0 |
| | 15-20 minutes | 40 | 15.4 |
| | 20-40minutes | 24 | 9.2 |
| | 40-60minutes | 5 | 1.9 |
| | **Total** | **108** | **41.5** |
| **Missing** | System | 152 | 58.5 |
| **Total** | | **260** | **100.0** |
| **Availability of water** | Daily,24hrs | 24 | 9.2 |
| | Daily, some hours | 74 | 28.5 |
| | One to two days a week | 6 | 2.3 |
| | **Total** | **138** | **53.1** |
| **Missing** | System | 122 | 46.9 |

| | | | |
|---|---|---|---|
| **Total** | | 260 | 100.0 |
| **Quality of water** | Good | 145 | 55.8 |
| | Bad | 26 | 10.0 |
| | I do not know | 89 | 34.2 |
| | Total | 260 | 100.0 |
| **source of water for washing utensils** | Pond | 227 | 87.3 |
| | Tap | 15 | 5.8 |
| | Tube well | 18 | 6.9 |
| | **Total** | **260** | **100.0** |
| **Time to wash hands** | Before eating | 50 | 19.2 |
| | After eating | 26 | 10.0 |
| | After defecating | 70 | 26.9 |
| | Before coming back from outside | 3 | 1.2 |
| | During bathing | 57 | 21.9 |
| | Before and after eating and after defecating | 54 | 20.8 |
| | **Total** | **260** | **100.0** |
| **Area of defecation** | Use sanitary facility | 106 | 40.8 |
| | Khata'latrine | 115 | 44.2 |
| | Out side | 39 | 15.0 |
| | **Total** | **260** | **100.0** |
| **Disfectacts used** | Soap | 133 | 51.2 |
| | Ash | 13 | 5.0 |
| | Soil | 22 | 8.5 |
| | Water only | 92 | 35.4 |
| | **Total** | 260 | 100.0 |
| **Distance of latrine from kitchen** | 0-3m | 192 | 73.8 |
| | 3-4m | 54 | 20.8 |
| | >4m | 14 | 5.4 |
| | **Total** | **260** | **100.0** |
| **Number of living rooms** | 2 rooms | 107 | 41.2 |
| | 3 rooms | 65 | 25.0 |
| | more than three | 88 | 33.8 |
| | **Total** | **260** | **100.0** |
| **Number of people in living house** | 2 persons | 25 | 9.6 |
| | 3 persons | 7 | 2.7 |
| | 4 persons and above | 228 | 87.7 |
| | **Total** | **260** | **100.0** |
| **Frequency of cleaning house** | Once a week | 107 | 41.2 |
| | More than twice a week | 64 | 24.6 |
| | Daily | 35 | 13.5 |
| | **Total** | **258** | **99.2** |
| **Missing** | System | 2 | .8 |
| **Total** | | 260 | 100.0 |

Gráfico de barras 5: descrição da disponibilidade de latrinas na comunidade

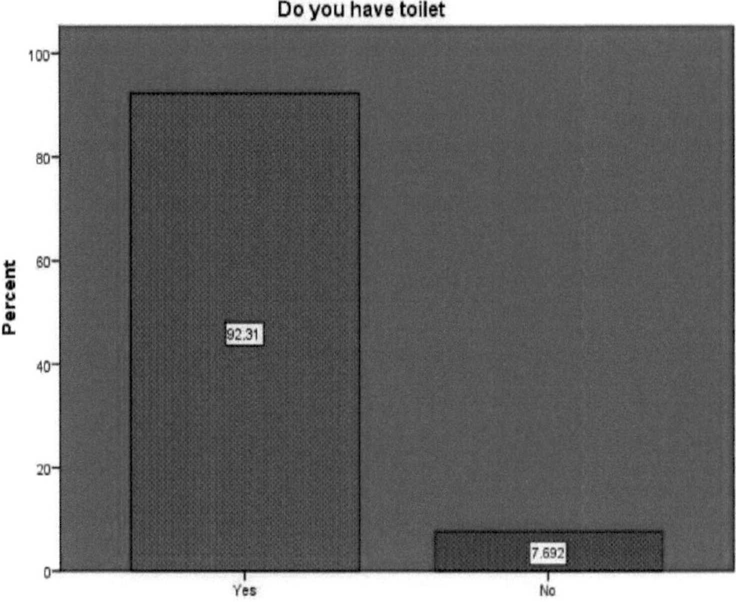


Gráfico de barras 6: Descrição do tratamento da água

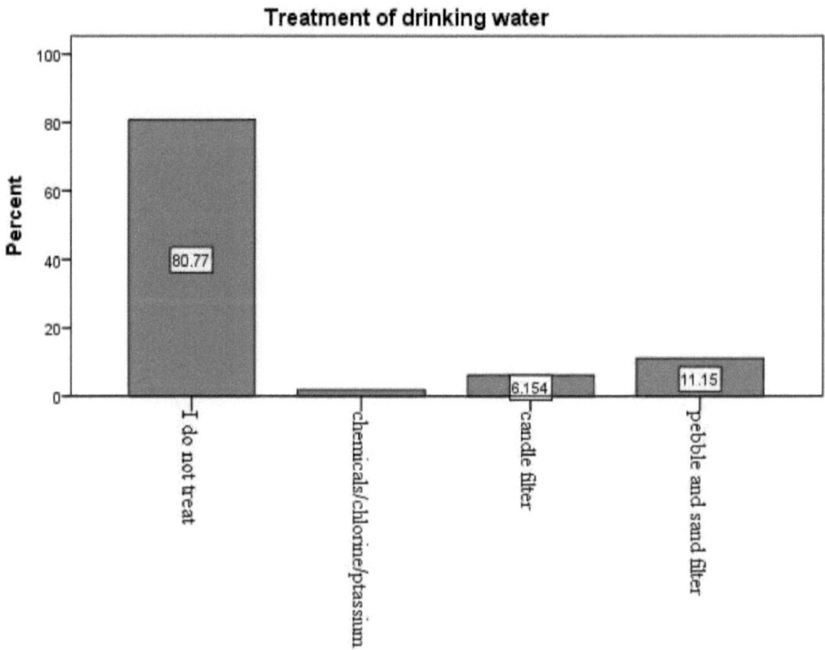


Quadro 9: Associação entre a frequência dos problemas de saúde e as fontes de água, *as práticas* de lavagem

| Model | Unstandardized Coefficients | | Standardized Coefficients | t | p-value |
|---|---|---|---|---|---|
| | B | Std. Error | Beta | | |
| (Constant) | 4.868 | .492 | | 9.896 | .000 |
| Water sources for washing utensils | -1.435 | .222 | -.354 | -6.454 | .000 |
| Disinfectants used for washing hands after defecation | .099 | .148 | .043 | .666 | .506 |
| Treatment of drinking water | .948 | .198 | .306 | 4.786 | .000 |

# CAPÍTULO 4

## DISCUSSÃO DOS RESULTADOS

O principal objetivo deste estudo foi gerar dados estatísticos sobre o nível de utilização dos serviços disponíveis e a razão pela qual não foram utilizados, se disponíveis, para fins de educação, especificamente que têm impacto direto na saúde das mulheres e das crianças. Estes serviços incluíam serviços de cuidados de saúde e comportamentos de procura, planeamento familiar, serviços de saúde infantil e água, saneamento e higiene para os inquiridos e também características sócio-demográficas. A escolaridade dos inquiridos ainda é baixa, 46,2%, em comparação com o nível geral da taxa de alfabetização, que se situa em 76,3% em 24 parganas do sul (censo da Índia, manual de 2011). Este estudo analisou a situação económica das mulheres e a maioria referiu ganhar menos de 5000 rupias. Este estudo indica que o comportamento de procura de cuidados de saúde e os serviços de saúde prestados nos últimos 6 seis meses antes do estudo, as doenças de pele são as que mais as afectam, 14.2%, à semelhança de outro estudo sobre o comportamento de procura de cuidados de saúde realizado em 2013, 60,3% procuraram tratamento em 6-12 meses após a apresentação dos sintomas, embora este estudo estivesse a estudar apenas doenças infecciosas. no âmbito do comportamento de procura de cuidados de saúde, a qualidade dos cuidados de saúde foi analisada e 34,6% reconheceram ser boa, embora a qualidade varie de país para país e do contexto em que a qualidade é medida((Mavalankar, D. e Bhat, R.2000). Mais uma barreira no acesso aos cuidados de saúde, este estudo indicou que 25,4% têm meios de transporte inadequados, o que é considerado um fator limitativo do acesso aos cuidados de saúde, e o mesmo estudo realizado no distrito de Darjeeling indicou que o acesso e a acessibilidade dos cuidados de saúde são de 57,1% (chakraborty e biswas, 2013)

Os resultados deste estudo mostram que mais de 260 inquiridos, 80,3%, não têm seguro, o que pode dever-se à incapacidade de pagar, tal como indicado anteriormente, o rendimento anual ainda é baixo, mas 87,8% estão dispostos a comprar. Outro estudo sobre a utilização do seguro de saúde também apresenta resultados semelhantes e 40% dos indivíduos hospitalizados tiveram de pagar do próprio bolso, no entanto este estudo centrou-se nos indivíduos doentes. No mesmo estudo sobre o seguro de saúde, este estudo não fez perguntas sobre se os inquiridos conhecem o seguro devido ao facto de a literatura mostrar que até 99% sabem que o seguro de saúde existe e, por conseguinte, o estudo centrou-se nas formas de promoção e revelou que 75% sugeriram a utilização de cerimónias nas aldeias, enquanto o estudo sobre a sensibilização para o seguro de saúde indicou que 36% não faziam ideia do seguro de saúde e 34,8% obtêm informações de amigos da família.(biswas,2013).

O estudo foi feito sobre o planeamento familiar; fizemos perguntas sobre se o planeamento familiar é praticado, a idade dos inquiridos no casamento, o método comum utilizado, opiniões sobre métodos contraceptivos modernos e por que razão os inquiridos não utilizam o planeamento familiar e a taxa de fertilidade. Todos os inquiridos afirmaram conhecer o planeamento familiar e 76,5% casaram com idades compreendidas entre os 16 e os 20 anos. Quanto à questão sobre os efeitos na saúde, a maioria dos inquiridos (39,2%) afirma ter sido afetada, o que pode ser um argumento a favor da não adoção de serviços de planeamento familiar.6% e a principal razão pela qual os participantes não recorrem ao planeamento familiar é o custo dos cuidados. A média de filhos que uma mãe tem é de 2. O mesmo estudo foi realizado na Índia: 56,3% utilizam qualquer método e 48,5% utilizam um método moderno e a esterilização permanente foi considerada comum tanto nas zonas rurais como nas urbanas (análise, 2011, vaidynathan, 2014).

Saúde infantil Esta secção inclui perguntas sobre a frequência com que se amamenta um bebé, a idade com que um bebé começa a comer alimentos, se vacinou os seus filhos aos dois meses de idade, se não vacinou, porquê, doenças comuns que as crianças sofrem

Este estudo revelou que 82,3% aprecia a amamentação exclusiva com aceitação de amamentar os seus filhos em qualquer altura 70,8% isto apoia a ideia da organização mundial de saúde que diz que é importante amamentar exclusivamente até aos seis meses para uma melhor saúde de uma criança, o estudo indicou que a prática comum nesta área alvo é alimentar as crianças com base no sexo e a maioria dos inquiridos alimenta as raparigas aos sete meses e os rapazes aos seis meses.Por outro lado, o estudo sobre a nutrição da saúde familiar nacional revelou que a combinação de factores que facilitam a desnutrição infantil, como os cuidados de saúde, a ignorância da mãe sobre a nutrição e o nível de analfabetismo (Inquérito nacional de saúde de 2012), foi feita com foco apenas na nutrição, enquanto este estudo visa conhecer as práticas de alimentação sem uma análise profunda da relação causa-efeito. A vacinação é crucial para a saúde das crianças. Este estudo mostra que 69,23% completaram a vacinação e um pequeno número não vacinou os seus filhos devido à sua atitude (não tem vontade de vacinar uma criança), sendo as doenças mais comuns as doenças de pele. O estudo semelhante realizado em Darjeeling mostrou que 100% das crianças completaram a imunização primária (Charkraborty e Biswas, 2013), o que é contrário ao nosso estudo em 24 parganas do sul, talvez a diferença se deva à localização de Darjeeling em termos de acessibilidade e disponibilidade de serviços de saúde.

Água, saneamento e higiene, estas variáveis foram consideradas significativas para este estudo devido ao seu efeito na saúde das mulheres e das crianças. Este estudo indica que a maioria dos inquiridos bebe água de um poço público e que a maioria não trata a água para beber (80,7%), a grande percentagem referiu que utiliza a água do tanque para lavar os utensílios em casa, como observação, esta água é partilhada por animais domésticos como cães e vacas e, ao mesmo tempo, os seres humanos utilizam-na para tomar banho, especialmente as crianças com idades entre os 5 e os 12 anos. Este estudo também mostra que a maioria dos inquiridos lava as mãos depois de defecar 26,9% e, além disso, apenas 51% lavam as mãos apenas com água e sabão. Noutros estudos, existe a possibilidade de contaminação dos alimentos e, por conseguinte, de surtos de doenças como a diarreia e a febre tifoide, o que também indicou uma elevada prevalência da febre tifoide, embora este estudo não tenha sido efectuado nesse âmbito. Este estudo também fez perguntas sobre a presença de latrinas. A maioria dos inquiridos tem latrinas em casa e a distância entre a latrina e a cozinha é de 0 a 3 metros. 73% dos inquiridos responderam que esta distância é pequena em comparação com as normas da Organização Mundial de Saúde, que é de seis metros, e que existe a possibilidade de contaminação dos alimentos por moscas provenientes da latrina. Um estudo sobre a associação entre o atraso no crescimento das crianças e a área de defecação doméstica indicou que 25%-50 estão associados ao atraso no crescimento das crianças, pelo que este estudo não analisou mais aprofundadamente as associações entre estas variáveis (Rah et al, 2015). Outro estudo realizado na Índia, cerca de 800 000 pessoas ainda transportam fezes em cestos à cabeça para as eliminarem e as pessoas continuam a sofrer devido à falta de instalações de saneamento básico (Grottala, 2014)

# CAPÍTULO 5

## CONCLUSÃO E RECOMENDAÇÕES

A saúde pública é o estudo da promoção e do prolongamento da vida das pessoas através de diferentes meios. Uma boa saúde é um direito humano, a saúde pública é determinada por diferentes factores, direta ou indiretamente, e a realização da saúde pública é orientada pelas normas de intervenção da Organização Mundial de Saúde. A intenção de adquirir um seguro de saúde nos serviços de saúde é muito elevada. A saúde infantil, de acordo com as ideias dos inquiridos, não é má, mas ainda é necessário um esforço de vacinação. O estado de saneamento e higiene da comunidade era inadequado e a comunidade carecia de conhecimentos adequados sobre a lavagem das mãos e a limpeza correcta do seu ambiente. Além disso, as comunidades não têm conhecimentos sobre o tratamento da água potável. As autoridades locais devem adotar medidas rigorosas para garantir a higiene e o saneamento adequados e certificar que as comunidades cumprem as normas recomendadas pela Organização Mundial de Saúde para a saúde. Isto assegurará que a saúde do público é mantida adequadamente, o que é o principal objetivo deste estudo. Com base nos resultados do inquérito, recomenda-se que seja implementado um programa de comunicação para a mudança de comportamentos com o objetivo de prevenir doenças na comunidade

Recomenda-se a realização de mais estudos analíticos para excluir os efeitos da relação entre as causas e as doenças comuns na comunidade

Recomenda-se que a educação para a saúde e a promoção da saúde sejam incentivadas e que as comunidades sejam incentivadas a utilizar o seguro de saúde, quer por organizações de caridade, quer pelo governo no seu conjunto.

Recomenda-se o início de um programa de educação de adultos para melhorar o nível de literacia

## AGRADECIMENTOS

Gostaríamos de agradecer aos inquiridos que participaram no estudo. A nossa gratidão vai também para as autoridades locais da divisão da organização Sabuj sangha pelo apoio que nos foi prestado durante o estudo.

## REFERÊNCIAS

1. Dandona, R., & Dandona, L. (2016). Uma revisão dos inquéritos nacionais de saúde na Índia, 1-23.

2. Saúde, N. F. (2005). Índia (Vol. I).

3. Referências

4. Análise, S. (2011). A Índia e o Planeamento Familiar: Uma visão geral A Índia e o Planeamento Familiar: Uma visão geral.

5. Chakraborty, M., & Biswas, R. (2013). Factores que afectam o comportamento das mães na procura de cuidados de saúde para os seus filhos numa comunidade rural do distrito de Darjeeling, Bengala Ocidental, 3(1), 12-16. http://doi.org/10.4103/2230-8598.109307

6. Division, S. S., Office, C. S., & Implementation, P. (2012). Crianças na Índia 2012 -.

7. Factors, S. (n.d.). Factores de sucesso para a saúde das mulheres e das crianças.

8. Grottola, A. (2014). visão geral sobre higiene e saneamento na Índia, 1^2.

9. Handbook, D. C. (2011). West bengal.

10. Comportamento de procura de cuidados de saúde de mulheres com sintomas de infecções do trato reprodutivo na área de prática de campo urbana, Hubli, Karnataka . Resumo: (2012), 1(3), 167172.

11. Nangendo, S. M. (2012). CONHECIMENTO E UTILIZAÇÃO DE MÉTODOS E SERVIÇOS DE PLANEAMENTO FAMILIAR NA DIVISÃO OESTE DE YIMBO, DISTRITO DE BONDO, QUÉNIA OCIDENTAL, 33(dezembro), 233-251.

12. Inquérito Nacional de Saúde Familiar - 4. (2015).

13. De, O., Escrivão, T. H. E., Comissário, C., De, M., Assuntos, H., Estrada, M., ... Campus, N. (2012). Relatório do inquérito anual de saúde.

14. Programa, U. D., & Unw-dpac, C. (2014). Resumo informativo sobre Água e Saúde, 1-6.

15. Rah, J. H., Cronin, A. A., Badgaiyan, B., Aguayo, V. M., Coates, S., & Ahmed, S. (2015) . As práticas de saneamento do agregado familiar e de higiene pessoal estão associadas ao atraso de crescimento das crianças na Índia rural: uma análise transversal de inquéritos.
http://doi.org/10.1136/bmjopen-2014-005180

16. Vaidyanathan, A. (2014). UM ESTUDO COMPARATIVO SOBRE O. Stanley Medical *Journal,* 4-8.

17. Água, D. (2017). Versão de lançamento de 12 de julho Relatório principal Progresso na água potável, saneamento e higiene.

18. Yoder, P. S., Gueye, M., & Konate, M. (2011). A UTILIZAÇÃO DE MÉTODOS DE PLANEAMENTO FAMILIAR NO MALI: O COMO E O PORQUÊ DE AGIR Estudos de Investigação Qualitativa do DHS 18 A Utilização de Métodos de Planeamento Familiar no Mali (setembro).

19. Análise, S. (2011). A Índia e o Planeamento Familiar: Uma visão geral A Índia e o Planeamento Familiar: Uma visão geral.

20. Chakraborty, M., & Biswas, R. (2013). Factores que afectam o comportamento das mães na procura de cuidados de saúde para os seus filhos numa comunidade rural do distrito de Darjeeling, Bengala Ocidental, 3(1), 12-16. http://doi.org/10.4103/2230-8598.109307

21. Division, S. S., Office, C. S., & Implementation, P. (2012). Crianças na Índia 2012 -.

22. Factors, S. (n.d.). Factores de sucesso para a saúde das mulheres e das crianças.

23. Grottola, A. (2014). visão geral sobre higiene e saneamento na Índia, 1^2.

24. Handbook, D. C. (2011). West bengal.

25. Comportamento de procura de cuidados de saúde de mulheres com sintomas de infecções do trato reprodutivo na área de prática de campo urbana, Hubli, Karnataka. Resumo: (2012), 1(3), 167172.

26. Nangendo, S. M. (2012). CONHECIMENTO E UTILIZAÇÃO DE MÉTODOS E SERVIÇOS DE PLANEAMENTO FAMILIAR NA DIVISÃO OESTE DE YIMBO, DISTRITO DE BONDO, QUÉNIA OCIDENTAL, 33(dezembro), 233-251.

27. Inquérito Nacional de Saúde Familiar - 4. (2015).

28. De, O., Secretário, T. H. E., Comissário, C., De, M., Assuntos, H., Estrada, M., ... Campus, N. (2012). Relatório do inquérito anual de saúde.

29. Programa, U. D., & Unw-dpac, C. (2014). Resumo informativo sobre Água e Saúde, 1-6.

30. Rah, J. H., Cronin, A. A., Badgaiyan, B., Aguayo, V. M., Coates, S., & Ahmed, S. (2015) . As práticas de saneamento do agregado familiar e de higiene pessoal estão associadas ao atraso de crescimento das crianças na Índia rural: uma análise transversal de inquéritos. http://doi.org/10.1136/bmjopen-2014-005180

31. Vaidyanathan, A. (2014). UM ESTUDO COMPARATIVO SOBRE O. Stanley Medical *Journal,* 4-8.

32. Água, D. (2017). Versão de lançamento de 12 de julho Relatório principal Progresso na água potável, saneamento e higiene.

33. Yoder, P. S., Gueye, M., & Konate, M. (2011). A UTILIZAÇÃO DO PLANEAMENTO FAMILIAR MÉTODOS NO MALI: O COMO E O PORQUÊ DA ACÇÃO Estudos de Investigação Qualitativa do DHS 18 A Utilização de Métodos de Planeamento Familiar no Mali (setembro).

# APÊNDICES

Mapa do distrito de 24 parganas do sul

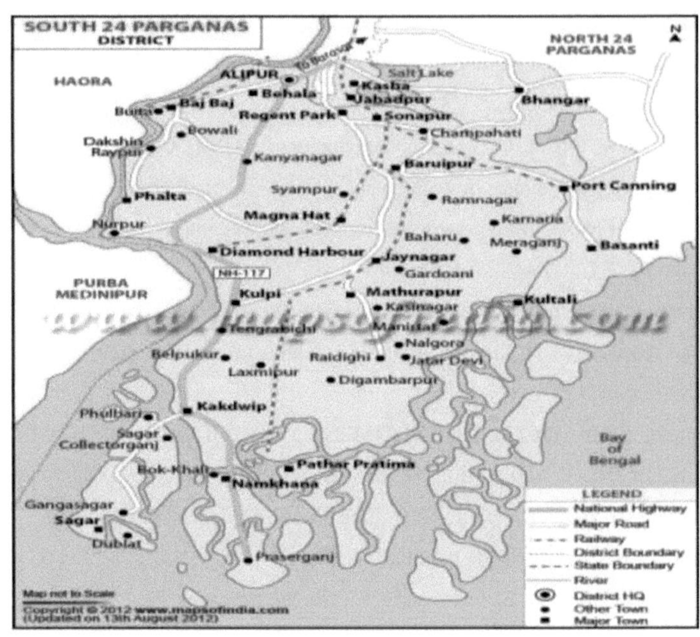

SOUTH 24 PARGANAS
DISTRICT
N
NORTH 24 PARGANAS
HAORA
ALIPUR
To Burove
Salt Lake
Kasba
Behala
Jabadpur
Bhangar
Butta
Baj Baj
Regent Park
Sonapur
Bowali
Champahati
Dakshin
Rayput
Kanyanagar
Baruipur
Port Canning
Phalta
Syampur
Ramnagar
Nurpur
Magna Hat
Karnatia
Baharu
Meraganj
Basanti
Diamond Harbour
Jaynagar
PURBA
MEDINIPUR
NH-117
Gardoani
Kulpi
Mathurapur
Kultali
Kasimagar
Manmat
Tengrabichi
Nalgora
Belpukur
Raidighi
Jatar Devi
Laxmipur
Digambarpur
Kakdwip
Phulbari
Sagar
Collectorganj
Bay
of
Bengal
Bok-Khali
Namkhana
Pathar Pratima
Gangasagar
Sagar
Dublat
LEGEND
National Highway
Major Road
Railway
District Boundary
State Boundary
River
District HQ
Other Town
Major Town
Praserganj
Map not to Scale
Copyright © 2012 www.mapsofindia.com
(Updated on 13th August 2012)

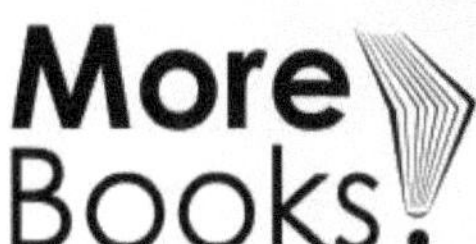


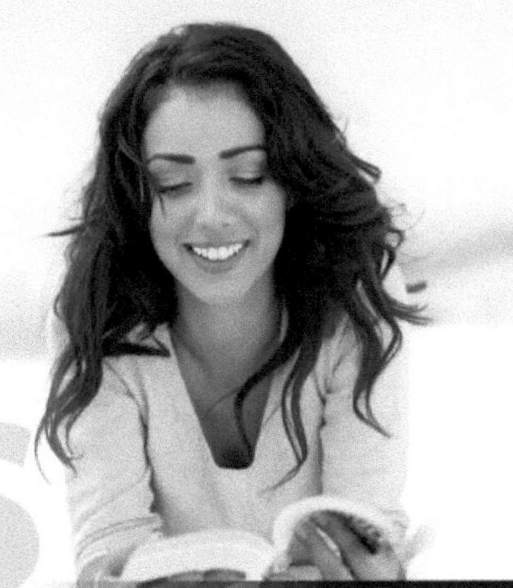


Buy your books fast and straightforward online - at one of world's fastest growing online book stores! Environmentally sound due to Print-on-Demand technologies.

Buy your books online at
**www.morebooks.shop**

Compre os seus livros mais rápido e diretamente na internet, em uma das livrarias on-line com o maior crescimento no mundo! Produção que protege o meio ambiente através das tecnologias de impressão sob demanda.

Compre os seus livros on-line em
**www.morebooks.shop**

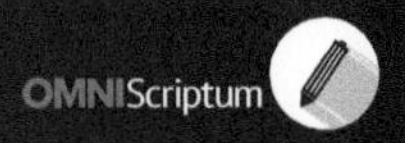

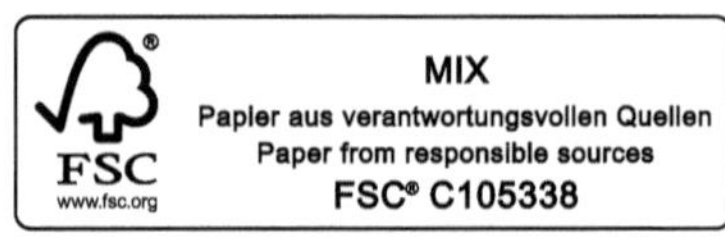